DE LA

RESPONSABILITÉ

MÉDICALE

PAR

Le docteur VAILHÉ

Vice-président de l'Association des Médecins de l'Hérault,
Agrégé libre de la Faculté de Médecine de Montpellier,
Chevalier de la Légion d'Honneur, etc.

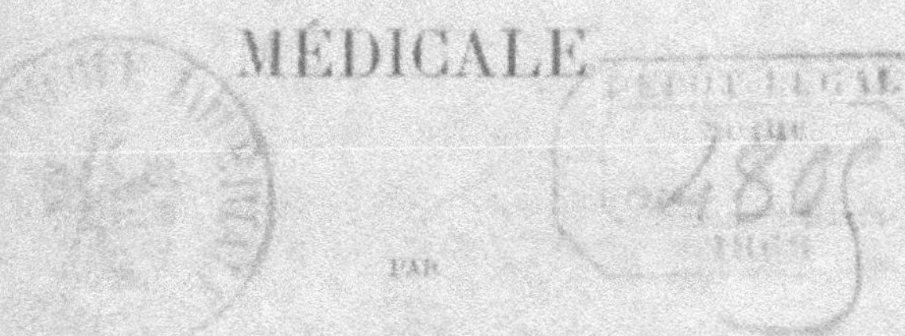

(DISCOURS PRONONCÉ A LA SÉANCE ANNUELLE (1868) DE
L'ASSOCIATION DES MÉDECINS DE L'HÉRAULT.)

PARIS

ADRIEN DELAHAYE, LIBRAIRE-ÉDITEUR

PLACE DE L'ÉCOLE DE MÉDECINE, 23

1868

Extrait du *Courrier médical.*

Paris. — Imp. de *l'Illustration*, rue de Verneuil, 22.

RESPONSABILITÉ MÉDICALE

Messieurs, l'an passé, dans une réunion semblable à celle-ci, notre honorable président invitait les membres de l'association à préparer, pour la séance actuelle, une lecture sur un sujet quelconque concernant notre profession.

Désireux de répondre l'un des premiers à cette louable invitation, je viens vous entretenir aujourd'hui d'une question qui nous intéresse tous également; je veux parler de la *responsabilité médicale*. Un fait récent m'a déterminé à choisir cette question; et ce fait, le voici :

Le docteur Bonafos, médecin distingué de Perpignan (Pyrénées-Orientales), a informé notre président qu'il se trouve menacé d'un procès en responsabilité par l'un de ses clients, à qui il a pratiqué une saignée, cette saignée ayant été suivie de phlébite et d'atrophie du membre. Sans doute ce résultat est très-regrettable, et le dommage éprouvé par ce malade est bien grand; mais doit-il être imputé au médecin?

Pour vous, messieurs, qui connaissez la singularité des réactions vitales, vous répondrez : non, avec assurance et conscience. C'est que vos études et votre expérience, peut-être, vous ont appris que la phlébite provient, non du manque d'habileté de l'opérateur, mais des prédispositions morbides de l'opéré, et qu'elle peut advenir, par conséquent, à l'occasion de la saignée la mieux faite. Quant au public, inscient dans ces matières, rien d'étonnant à ce qu'il n'apprécie pas les choses comme les médecins : *Post hoc ergo propter hoc*, telle est sa logique. Maintenant, quel sera l'avis des magistrats, si le procès s'engage? L'avenir nous l'apprendra. En attendant, chacun de nous comprendra les légitimes perplexités de notre confrère; car les juges, quelque savants et impartiaux qu'ils soient, ne possèdent pas les connaissances spéciales indispensables pour l'appréciation exacte des phénomènes propres à l'homme sain ou malade. Donc, une erreur consciencieuse de leur part est possible. Et, d'ailleurs, n'est-ce pas déjà un grave préjudice causé au médecin que la menace d'un tel procès? Toute personne impartiale en conviendra. A ce propos, voici un fait édifiant. Lors de la discussion qui eut lieu dans l'Académie de médecine de Paris, en 1835, concernant le procès en responsabilité intenté au docteur Thouret-Noroy, le docteur Faure parla d'une dame polonaise dont l'artère brachiale fut lésée, pendant une saignée pratiquée par une notabilité médicale. Des accidents mortels survinrent. Sa fin approchant, cette dame, convaincue que la piqûre de l'artère ne provenait pas de la maladresse du médecin, lui légua 200 ducats de rente viagère par son testament, afin de l'indemniser du préjudice que ce malheur lui avait causé. Assurément, une pareille conduite révèle une âme d'élite. Mais l'expérience n'autorise-t-elle pas à s'écrier : *Apparent rari nantes in gurgite vasto!*

Voyons le revers de la médaille : Il y a une quinzaine d'années, un magistrat attaqua en dommages et intérêts un médecin fort répandu d'une des villes importantes du midi de la France. Les motifs de ce procès étaient étranges : d'une part, on accusait le docteur d'avoir trop parlé ; et d'autre part, on incriminait son silence. Le docteur avait trop parlé, selon le magistrat, parce qu'il avait divulgué la nature de la maladie de sa femme, ce qui devait nuire à l'établissement futur de ses filles. Mais le docteur n'avait pas assez parlé, parce qu'il ne l'avait pas prévenu opportunément du décès de cette dame : ce qu'il y a de certain, c'est que le docteur pratiquait la maxime suivante : Si la parole est d'argent, le silence est d'or. L'important à noter dans l'espèce, c'est qu'il soignait *gratuitement* cette famille depuis nombre d'années. Je me trompe, une seule fois ce magistrat lui avait envoyé, comme rémunération de ses soins, une charretée de fourrage pour ses chevaux ! Le docteur gagna le procès ; et la magistrature prouva, une fois de plus, que, même envers l'un des siens, elle rend des arrêts et non pas des services.

Ceci dit, entrons en matière :

Dans une société bien organisée, il est de principe que chacun doit répondre de ses actes devant la loi. Le temps des priviléges professionnels ou autres est passé. Les médecins de notre époque n'en réclament pas. Par les progrès qu'ils ont imprimés à l'art de guérir, comme par leur savoir, leur moralité et leur dévouement à l'humanité généralement reconnus, ne prouvent-ils pas chaque jour, on nous permettra de le dire, qu'ils sont à la hauteur de leur mission, et qu'ils méritent l'estime et la confiance publiques? Ce qui est juste, pourtant, c'est que la société comprenne les obscurités, les impossibilités inévitables de l'art médical; c'est qu'on nous accorde, dans l'intérêt même de l'humanité, la liberté d'action nécessaire pour nous mouvoir utilement dans l'exercice de notre profession, et cela sans encourir des désagréments et des périls immérités. Si, comme autrefois, et comme le vulgaire le voudrait encore peut-être, l'on prétendait rendre le médecin responsable des conséquences fâcheuses d'un traitement médical ou chirurgical quelconque, il est évident pour nous tous qu'il faudrait renoncer à la pratique d'un art tout hérissé de contingence. En effet, qui oserait administrer le remède le plus simple ou pratiquer l'opération la plus légère, lorsqu'il est expérimentalement démontré que, dans certaines conditions de l'organisme, impossibles à déterminer *à priori*, sans parler de l'indocilité du malade ou de l'imprudence et de la négligence de ses assistants, il peut en résulter des accidents mortels? A plus forte raison, qui oserait avoir recours contre certaines maladies aux substances les plus énergiques, à des doses ordinairement toxiques, quoique l'expérience ait prouvé que ces substances sont alors communément efficaces? Qui oserait, enfin, ouvrir une articulation, la poitrine, le ventre, pénétrer jusque dans le crâne et le cerveau, pour en extraire des produits morbides ou des corps étrangers compromettant la vie? Et pourtant, le succès a couronné bien souvent de telles entreprises : ceci soit dit à l'honneur de la science médico-chirurgicale moderne principalement!

D'autre part, s'il est juste que le médecin probe, capable, dévoué à ses devoirs, jouisse de l'irresponsabilité la plus étendue, n'est-il pas tout aussi juste que les fautes qu'il peut commettre, *comme homme*, dans l'exercice de sa profession, soient réprimées ou punies? N'est-il pas juste encore qu'il répare alors le dommage qu'il a causé? Reconnaissons-le franchement : en principe, c'est de toute justice; mais, en pratique, l'appréciation des faits de ce genre est souvent bien difficile : *Hic labor, hic opus!*

Traçons rapidement l'historique du sujet;

Il y a, pour le médecin, plusieurs sortes de responsabilité :

Responsabilité devant sa conscience;

Responsabilité devant l'opinion publique;

Responsabilité devant la loi ;

La responsabilité médicale ne date donc pas de nos jours. Pour ne parler que de celle-ci, il paraît qu'elle était jadis beaucoup plus sérieuse qu'aujourd'hui. Aussi, dans l'antiquité, ce fut pour s'en garantir que les médecins exercèrent dans les temples, sous l'égide de la divinité. A Rome, on trouve cette responsabilité appliquée pendant longtemps d'une manière cruelle. C'est que, dit Montesquieu, y pratiquait la médecine qui voulait, et sans titre. Pour éviter la responsabilité de leurs actes, les médecins devaient se conformer aux préceptes contenus dans une sorte de formulaire médico-chirurgical. L'inanité ou les dangers d'une telle thérapeutique, suivant les cas individuels, je crois inutile de vous les signaler. Quoi qu'il en soit, Pline raconte que le fameux médecin Archagatus, après avoir joui d'une grande faveur, finit par être lapidé, à cause des opérations qu'il pratiquait par le fer et par le feu. Mais l'histoire dit aussi qu'après cette terrible exécution, Rome resta sans médecins pendant cent cinquante ans, et les malins ajoutent que le grand peuple ne s'en porta pas plus mal. Au temps de Cicéron, qui, pour le rappeler en passant, appréciait convenablement la médecine, puisqu'il a écrit : *Ægri quia non omnes convalescunt non idcirco nulla medicina est* ; à cette époque, dis-je, quelques médecins reparurent à Rome. D'abord le Grec Asclépiade, l'ami du grand orateur ; puis l'affranchi Musa, dont Celse fut le plus brillant élève ; enfin, sous Trajan et Adrien, on trouve la médecine florissante. Cependant, la responsabilité médicale figurait toujours dans les lois romaines ; mais on ne les appliquait plus avec la même rigueur qu'autrefois.

Notre législation, chacun le sait, est principalement d'origine romaine. D'où vient donc que nos lois n'indiquent pas la responsabilité médicale d'une manière nette et précise ? C'est sans doute parce que le législateur a reconnu l'impossibilité de cela faire équitablement. Les lois anciennes et actuelles, disait dans un procès de ce genre le célèbre avocat, M° Crémieux, plus tard ministre de la justice en France, ne prononcent pas la responsabilité du médecin dans l'exercice consciencieux de son art. Si elle fut parfois appliquée à l'époque des parlements, ce fut dans des conjonctures exceptionnelles et contre des chirurgiens alors ignorants et dépourvus de titres officiels, jamais aux médecins gradués, eu égard aux faits consciencieux relatifs à leur profession. Autrefois, ajoute M° Crémieux, les avocats et les magistrats étaient responsables comme les médecins. Aujourd'hui, ils ne le sont plus : c'est que la loi distingue le juge de l'homme, comme l'homme de l'avocat. Si l'arrêt est entaché de dol et de fraude, le juge est responsable; mais si l'arrêt est consciencieux, le juge est à l'abri, eût-il commis une faute grossière. Il doit en être de même pour le médecin. Magistrats, avocats, médecins, doivent être également irresponsables, alors même qu'ils causent un tort dans l'exercice consciencieux de leur ministère. (Affaire du docteur Thouret-Noroy, en cour de cassation; voy. *Gazette médicale de Paris*, an 1835.) Quant aux temps actuels, il est incontestable, en effet, qu'on ne trouve la responsabilité médicale, clairement exprimée, que dans la loi du 19 ventose an XI, article 29, loi qui seule régit l'exercice de la médecine. Et que dit cet article 29, protecteur tout à la fois de l'intérêt public et de celui des docteurs? Il s'applique exclusivement à l'officier de santé qui aura occasionné des accidents graves en pratiquant une opération majeure en dehors de la surveillance et de l'inspection d'un docteur. En voici le texte : « Ils ne pourront (les offi-« ciers de santé) pratiquer les grandes opérations chirur-« gicales que sous la surveillance et l'inspection d'un doc-« teur dans les lieux où celui-ci sera établi. Dans les cas « d'accidents graves arrivés à la suite d'une opération « exécutée hors de la surveillance et de l'inspection pres-« crites ci-dessus, il y aura recours à une indemnité contre « l'officier de santé qui s'en sera rendu coupable. » Aussi, invoquant le silence de la loi envers les docteurs, Me Crémieux réclamait-il, dans le procès sus-indiqué, le privilége d'autrefois pour les docteurs d'aujourd'hui, et n'admettait-il la responsabilité pour eux que s'il existait de leur part intention manifeste de nuire.

Plus tard, en 1859, dans un procès analogue, Me Andral, avocat distingué de Paris, soutint, avec succès, que le médecin n'est responsable que de sa négligence et de son inattention, nullement des erreurs de son diagnostic, ni des traitements qu'il prescrit consciencieusement. (*Union médicale* du 28 mai 1861.) Au reste, voici l'opinion que l'Académie de médecine avait formulée, à l'unanimité, sur cette matière, dès l'année 1825, à l'occasion d'un procès intenté au docteur Hélie.

« Nul doute, disait ce corps illustre et compétent, que « les médecins ne demeurent légalement responsables des « dommages qu'ils causent à autrui par la coupable ap-« plication des moyens de l'art, faite sciemment, et dans « de perfides desseins ou de criminelles intentions. Mais « la responsabilité des médecins dans l'exercice cons-« ciencieux de leur profession, ne saurait être justiciable

« de la loi. Les erreurs involontaires, les fautes hors de
« prévoyance, les résultats fâcheux hors de calcul, ne
« doivent relever que de l'opinion publique. C'est un man-
« dat illimité qu'il faut auprès des malades. L'art de guérir
« ne peut réellement devenir profitable qu'à cette condi-
« tion. En fait donc de médecine pratique, de même
« qu'en matière de justice distributive, les médecins, non
« plus que les juges, ne sauraient devenir légalement
« passibles des erreurs qu'ils peuvent commettre, de
« bonne foi, dans l'exercice de leurs fonctions. Là, comme
« ici, la responsabilité est toute morale, toute de cons-
« cience ; nulle action judiciaire ne doit être légalement
« intentée, si ce n'est en cas de captation, de fraude ou de
« prévarication. Ainsi le veut la juste intelligence des in-
« térêts sociaux. »

Cependant, dans l'affaire du docteur Hélie, pas plus que
dans celle du docteur Thouret-Noroy, les magistrats n'ad-
mirent cette doctrine, du moins d'une manière absolue ;
ils décidèrent que les médecins, quoique nantis d'un di-
plôme officiel, sont responsables, dans l'exercice de leur
profession, à l'égal des notaires, des avoués, des huissiers
et des architectes.

Toutefois, M. le procureur général Dupin (affaire du
docteur Thouret-Noroy précitée) excusait l'erreur et les
accidents, même mortels, dans certains cas particuliers, et
il disait : « Je ne m'occupe pas si l'artère a été blessée et
« si le docteur a prescrit ou non un traitement convena-
« ble, mais de l'abandon du malade au moment où il
« avait le plus besoin de soins et de secours. »

Que résulte-t-il de ce langage ? Il en résulte incontesta-
blement que l'action proprement médicale du docteur
était tout à fait sauvegardée par ce jurisconsulte émi-
nent.

Qu'on nous permette néanmoins une réflexion : Peut-
on comparer équitablement la médecine avec les profes-
sions précitées ? Dans celles-ci tout est prévu, écrit, réglé ;
il suffit de se conformer à des préceptes absolus, clairement formulés, pour obtenir le résultat désiré, pour éviter les erreurs et les fautes. En médecine, au contraire,
s'il existe, en théorie, quelques principes généralement
admis, n'est-il pas de toute vérité qu'en pratique tout est
relatif et contingent, et qu'on opère toujours sur un ter-
rain mouvant et personnel ? A part les erreurs possibles de
diagnostic, même pour les maîtres de l'art, n'est-il pas de
toute vérité que les nécessités, comme les résultats d'un
traitement, varient suivant la constitution, le tempéra-
ment, l'idiosyncrasie, l'état moral, absolu ou éventuel,

du malade, l'influence des lieux, des temps, etc.? N'est-il
pas de toute vérité, enfin, que le corps vivant répond parfois d'une manière anormale à l'action des médicaments
et des opérations chirurgicales? Aussi, autant de malades,
autant de traitements et de résultats particuliers; c'est un
dogme de pratique unanimement admis. Deviner, pour
ainsi dire, ce qui convient à chaque individu souffrant, en
se basant, toutefois, sur les grands principes de la science
et de l'art, mais en les modifiant, dans leur application,
suivant les cas individuels, n'est-ce pas là ce qui constitue
le tact médical, le véritable génie du praticien? Parmi de
telles difficultés, quelle est l'intelligence assez puissante
pour ne pas faillir un moment, quand celle d'*Homère* dor-
mait quelquefois? En résumé, s'il est incontestable que
l'imprévu et le contingent jouent un si grand rôle en médecine pratique, comment donc serait-il possible aux magistrats, quelque savants et sagaces qu'ils soient, d'ailleurs, de bien distinguer parmi les faits médicaux incri-
minés? Comment pourraient-ils se décider à condamner
un médecin pour un dommage survenu à l'occasion d'un
traitement quelconque, s'il est démontré que ce médecin
a agi avec conscience et dévouement? Ne serait-ce pas
condamner du même coup et le médecin et les Facultés
qui l'ont gradué, et la loi qui a institué ces corps savants
dans l'intérêt public?

Exposons maintenant la jurisprudence actuelle en ce qui
concerne la responsabilité des médecins :

En principe, cette responsabilité existe; c'est le droit
commun.

En fait, elle peut ne pas être appliquée.

Sur quels articles de lois cette responsabilité est-elle
fondée?

Sur les articles 1382, 1383 et 1384 du Code Napoléon,
ainsi conçus :

« Article 1382 : Tout fait quelconque de l'homme qui
« cause à autrui un dommage, oblige celui par la faute
« duquel il est arrivé à le réparer.

« Article 1383 : Chacun est responsable du dommage
« qu'il a causé, non-seulement par son fait, mais encore
« par sa négligence ou par son imprudence.

« Article 1384 : On est responsable, non-seulement du
« dommage que l'on cause, mais encore de celui qui est
« causé par le fait des personnes dont on doit répondre
« ou des choses que l'on a sous sa garde. »

Ainsi, d'après ces articles, le médecin est responsable,
si, dans l'exercice de ses fonctions, il cause un dommage :

1° Par sa propre faute ;

2° Par sa négligence ;

3° Par son imprudence ;

4° Par le fait d'une personne dont il doit répondre, son élève, par exemple ;

5° Par l'emploi des choses qu'il a sous sa garde : médicaments, instruments.

Vous le voyez, messieurs, les cas de responsabilité médicale sont nombreux, et l'application des articles de loi précités, eu égard à la difficulté pour les magistrats d'apprécier certains de ces cas, peut devenir fort dangereuse : *dura lex, sed lex.*

Rendons hommage pourtant à la réserve intelligente et même à l'esprit de bienveillance qui anime la magistrature de nos jours dans l'accomplissement de cette délicate mission. Instruite autant qu'impartiale, pouvait-elle agir autrement ? Aussi, quand on jette un coup d'œil sur les procès de ce genre les plus récents, reconnaît-on bientôt que, si la magistrature recueille d'abord avec soin tous les éléments propres à bien éclairer les faits soumis à son appréciation, ce qui est son devoir ; en second lieu, elle fait presque toujours appel, pour fixer son opinion, à celle des illustrations médicales elles-mêmes, et enfin que sa jurisprudence ultime consiste à punir seulement les fautes de *l'homme* et non les erreurs ou les accidents indépendants de la volonté du *médecin.* Si parfois les magistrats ont condamné des médecins en invoquant des témoignages d'une valeur très-contestable, scientifiquement parlant, reconnaissons avec loyauté qu'il existait alors, en dehors de l'action professionnelle, certains actes plus ou moins reprochables à l'homme. Ajoutons, par contre, qu'ils ont acquitté souvent d'autres médecins, alors même que des actes de cette dernière catégorie semblaient exister. Au reste, messieurs, par le narré suivant, analyse succincte et rapide des procès récents les plus importants sur la responsabilité médicale, vous jugerez de l'esprit qui anime la magistrature et des progrès accomplis dans la jurisprudence sur cette matière.

En 1825, le docteur Hélie se trouva en présence d'un accouchement anormal. Il y avait issue d'un bras. Sans appeler de consultation, et, malgré l'avis d'une sage-femme, à ce qu'il résulte des débats, l'accoucheur pratique l'amputation du membre. Ainsi mutilé, l'enfant est extrait et survit. Procès en dommages de la part des parents contre le docteur Hélie pour avoir amputé inutilement le bras de leur enfant, et condamnation de ce docteur par le Tribunal de Domfront. Ainsi que nous l'avons vu plus haut, ce

lut à cette occasion que l'Académie royale de médecine de
Paris crut devoir protester contre un tel arrêt, comme
entaché d'application abusive des articles 1382 et 1383
du Code Napoléon, et qu'elle formula sa doctrine concernant la responsabilité des médecins.

En 1834, le docteur Thouret-Noroy pratique une saignée
au pli du bras. Au dire de divers témoins vulgaires et
d'un officier de santé de la localité, pour le moins trop
entreprenant, il en résulta la lésion de l'artère brachiale,
puis un anévrisme, enfin la nécessité d'amputer le membre. Convaincu de ne pas avoir blessé l'artère et de n'avoir
affaire qu'à un *trombus*, le docteur délaissa bientôt son
client, qui, d'après lui, allait déjà travailler aux champs
quand il le quitta. Quoi qu'il en soit, l'officier de santé fut
appelé ; il déclara tout d'abord qu'il s'agissait d'un anévrisme au pli du bras ; bien plus, il osa entreprendre la li-
gature de l'artère brachiale, opération grave autant que
délicate, et cela sans l'assistance d'un docteur, ainsi que
le veut la loi. Mais des hémorrhagies itératives, puis la
gangrène de l'avant-bras étant survenues, *motu proprio*,
l'intrépide officier de santé coupa le membre et le malade
guérit cette fois. — Naturellement, procès en responsabilité contre le docteur Thouret-Noroy, cause première, selon l'officier de santé et le client, du grave préjudice
éprouvé par le dernier, et condamnation du docteur par
le Tribunal de première instance, puis par la Cour royale,
et enfin par la Cour de cassation.

L'Association générale des médecins de la Seine, l'Académie royale de médecine de Paris, la presse médicale
de Paris, notamment la *Gazette médicale de Paris*, s'ému-
rent de ce procès. On défendit énergiquement, trop énergiquement peut-être, les immunités nécessaires de la profession médicale dans la personne du docteur Thouret-
Noroy. Ce fut en vain ; malgré les puissantes raisons scien-
tifiques articulées, n'ayant pu le faire acquitter, on l'in-
demnisa, du moins, des frais considérables de ses procès,
au moyen d'une souscription qui atteignit un chiffre élevé.

Le docteur Boulay, médecin à Gambais (Seine-et-Oise),
commet une erreur dans l'administration d'un médica-
ment. Il en résulte la mort d'une mère de famille par em-
poisonnement. Mis en cause avec le pharmacien, le docteur fut condamné, comme lui, par le Tribunal de Mantes.
Alors le docteur Boulay crut devoir réclamer l'opinion de
l'Académie de médecine de Paris sur le fait en question.
Sans doute il espérait pouvoir s'en servir en appel du jugement qui l'avait frappé. Vain espoir ! La Commission
nommée par ce corps savant déclara qu'il ne s'agissait ici

ni de question de responsabilité médicale, ni de question de science, ni de question d'art ou d'application, mais seulement d'une question ordinaire d'appréciation commune, et dans laquelle la médecine ne saurait apporter aucune lumière spéciale ; que, dès lors, l'Académie, corps scientifique, ne saurait en connaître, sans usurper les droits de la justice. (*Gazette méd. de Paris*, 1850, p. 405.)

Indiquons à présent une autre série de faits.

Le docteur Dumanoir traite une fracture comminutive de la cuisse. Il en résulte une ankylose. Le client poursuit le docteur en dommages. Mais le Tribunal d'Evreux, considérant que l'ankylose est une suite possible d'une telle blessure, acquitte le docteur. Ce fait fut communiqué à l'assemblée générale des médecins de Paris par M. le docteur Dubois, d'Amiens, à l'occasion de la discussion de l'affaire Thouret-Noroy. (*Gazette médicale de Paris*, du 20 septembre 1834, p. 607.)

Un médecin délivre un certificat d'aliénation mentale, maladie qui n'existait pas. Procès en responsabilité pour le préjudice moral causé. Le médecin est acquitté, parce que l'erreur, en médecine, n'est pas une faute lourde et punissable, aux termes des articles 1382 et 1383 du Code Napoléon.

En 1864, les sieurs Bonneville père et Bonneville fils attaquent devant le Tribunal de la Seine, d'abord, M. Desmarres fils, alors simple étudiant en médecine et chef de clinique de M. Desmarres père, célèbre oculiste de Paris. Ils l'accusent d'exercice illégal de la médecine, de blessures par imprudence et de leur avoir inoculé une ophthalmie purulente en les cautérisant avec un caustique chargé d'un virus : l'un a perdu la vue et l'autre un œil. Ils prétendent que M. Desmarres fils est cause de cette double infirmité par son imprudence et sa maladresse, et ils réclament 60,000 francs de dommages.

M. Desmarres fils ayant gagné ce procès, les plaignants se retournent contre M. Desmarres père ; ils l'attaquent en garantie des faits et gestes de son chef de clinique. Cependant, bien que l'arrêt du Tribunal reproche à M. le docteur Desmarres père d'avoir confié sa clinique à un simple élève en médecine ; bien que cet arrêt lui reproche aussi d'avoir fait des affiches pour attirer les malades, ce docteur fut néanmoins acquitté, comme son fils. (*Gazette médicale de Paris*, année 1864, p. 387.)

En 1865 enfin, le docteur Richert, de Boulay, village des environs de Metz (Moselle), est appelé auprès d'un homme ivre, qui, à la suite d'une chute faite de la hauteur d'un premier étage, s'est cassé le col du fémur, selon ce docteur. En conséquence, un bandage à extension permanente, la boîte de Baudens, fut appliquée au blessé dès le lendemain. Quelques jours après, la gangrène du membre étant survenue, une consultation avec le docteur Barth, médecin de la même localité, fut proposée au docteur Richert, qui crut devoir la refuser pour des motifs particuliers. Il proposa néanmoins de consulter avec un autre confrère, que, par économie, les parents du blessé ne voulurent pas accepter. Dans ces conjonctures, invité à se rendre immédiatement auprès de celui-ci, le docteur Richert estima devoir donner la préférence à un autre malade qui se trouvait dans un village du voisinage. On alla alors quérir le docteur Barth, qui se rendit auprès du fracturé. Mais, ayant constaté l'existence du sphacèle du membre et la nécessité de l'amputation immédiate, il réclama à son tour l'assistance d'un confrère, de peur de se compromettre en pratiquant seul cette opération ; il désigna le docteur Isnard, de Metz, médecin justement réputé, et dont la conduite, dans cette affaire, devrait servir de guide au point de vue des rapports confraternels. Avant de visiter le malade, le dr Isnard alla trouver le docteur Richert, et avec l'assentiment du docteur Barth il le convia à une consultation commune. Cette proposition acceptée, le malade fut examiné de concert, l'amputation de la cuisse résolue et immédiatement pratiquée par le docteur Isnard. L'opéré guérit, puis il intenta au docteur Richert un procès en dommages et intérêts. Le Tribunal de Metz, considérant que ce docteur avait causé la gangrène du membre par l'application d'un bandage trop serré; que, de plus, il avait refusé une consultation et abandonné le malade, le condamna à 12,000 francs de dommages envers l'opéré.

Après cette condamnation, le docteur Richert réclame l'appui de la Société médicale de la Moselle, sous prétexte que sa cause intéresse le corps médical tout entier. Sans s'occuper du motif allégué, cette Société nomme une commission pour la défense des principes de la vérité et de la justice. Elle la charge d'examiner, d'après ces principes, si le docteur Richert est responsable des suites fâcheuses de la fracture, et dans le cas où ce docteur aurait rempli ses devoirs de médecin, lui prêter l'appui de la Société par un mémoire destiné à dégager sa responsabilité, en appel, aux yeux des membres de la Cour impériale de Metz.

La Commission, composée des docteurs Félix Maréchal, Warin et Isnard, rapporteur, se livra d'abord à l'examen consciencieux du fait, et fit un rapport favorable. «Elle déclara que, d'après les renseignements recueillis dans les

« témoignages inscrits à l'enquête, il y a insuffisance pour
« établir que M. Richert a commis une faute lourde, et
« que, par conséquent, sa responsabilité n'est pas engagée ;
« qu'elle ne l'eût pas été davantage, lors même que l'ap-
« pareil eût serré au point d'entraîner la gangrène du
« membre (ce qui, dans l'espèce, n'est pas prouvé et ne
« peut pas être prouvé) ; que le médecin de Boulay ne
« peut évidemment avoir eu pour but que l'intérêt du
« blessé ; qu'il faudrait supposer, pour établir sa culpa-
« bilité, qu'il est, de tout point, incapable d'appliquer un
« appareil et d'en comprendre l'utilité, les avantages et
« les dangers, et qu'il a ignoré ce que sait un élève en
« médecine de première année : qu'en étranglant un mem-
« bre, on provoque la mort des parties situées au-dessous
« du lien constricteur... Que la Société, en tant que So-
« ciété des sciences médicales, doit penser que les magis-
« trats qui ont rendu le premier jugement condamnant le
« docteur Richert, n'ont pas été ni pu être suffisamment
« éclairés sur la question difficile qu'ils ont tranchée.
« Par ce motif surtout, la Commission propose à la Société
« de déclarer que, tout en ne voulant s'immiscer en quoi
« que ce soit dans les questions de jurisprudence, pour
« lesquelles elle déclare son incompétence,' elle n'a pu
« refuser son avis à M. Richert, qui le lui a réclamé.
« Et la Société des sciences médicales de la Moselle,
« après avoir entendu la lecture du présent rapport et en
« avoir délibéré dans trois séances, l'adopte à l'unanimité
« dans son ensemble et dans ses conclusions. » (Exposé
des travaux de la Société des sciences médicales du département de la Moselle, an 1866, p. 1 à 81.)

Remarquez bien, messieurs, les derniers faits que je
viens de citer : n'en résulte-t-il pas que la jurisprudence
des tribunaux tend à s'amender en ce qui concerne la responsabilité médicale? C'est que les magistrats compren-
nent de plus en plus que, pour estimer exactement les
faits spéciaux, des connaissances spéciales sont indispensables, on ne saurait trop le répéter, et que le parti le plus
sage et le plus juste, c'est de s'en rapporter alors à l'esti-
mation des notabilités médicales, seules compétentes
dans cette difficile matière.

Cependant, gardons-nous de toute illusion : si la responsabilité médicale proprement dite semble s'effacer
dans la jurisprudence moderne, elle n'en existe pas moins,
conformément au droit commun, dans la limite des articles précités du Code Napoléon, et c'est justice. L'irresponsabilité absolue du médecin serait plus qu'un non sens ;
ce serait un danger social. Sans parler de l'intention

possible de nuire, car la méchanceté se glisse malheureusement partout, quoique exceptionnellement, n'est-il pas juste de punir les fautes commises par une ignorance grossière ou par une légèreté injustifiable? N'est-il pas juste de réparer tout au moins les dommages causés par ces fautes?

En définitive, qu'exige-t-on aujourd'hui du médecin?

En premier lieu, la possession des connaissances nécessaires à l'exercice utile de sa profession.

En second lieu, l'attention, la prudence, le dévouement dans l'accomplissement des actes qui s'y rattachent.

En troisième lieu, et surtout, la moralité qui, partout obligatoire dans les rapports sociaux, l'est encore davantage dans les rapports du malade et du médecin.

Quel est donc le médecin, vraiment digne de ce nom, qu'un pareil programme pourrait effrayer?

Quant aux magistrats, dont le sens pratique s'est développé de plus en plus au contact des affaires de cette sorte, ils ont compris qu'une responsabilité trop étendue serait non-seulement injuste envers les médecins, qu'elle exposerait journellement à l'ingratitude et à la cupidité de certains clients, mais encore qu'elle nuirait considérablement aux progrès de l'art de guérir, partant à la société, car elle paralyserait inévitablement leur intervention auprès des malades. Mais, borné dans des limites équitables, reconnaissons à notre tour que le principe de la responsabilité est un frein salutaire, obligeant le médecin, comme tout autre, à remplir scrupuleusement les devoirs de sa profession.

Toutefois, messieurs, comme les jugements des hommes sont passibles d'erreurs, il est sage de se prémunir contre de fâcheuses éventualités. *Væ soli!* a dit l'Écriture. Il faut donc se grouper, s'associer, pour s'entr'aider au besoin. En conséquence, au lieu de se séparer pour s'entrenuire, ainsi qu'on le voit, hélas! trop souvent dans les petites localités surtout, que les médecins se rapprochent, qu'ils se prêtent une franche assistance, qu'ils s'agrégent à des sociétés de prévoyance et de secours mutuels. Dans cette situation, aussi avantageuse qu'agréable, supposons que l'un de nos co-associés soit poursuivi en responsabilité médicale : reprochable, car qui est à l'abri d'une faute? il pourra compter sur le patronage sympathique de l'association dont il sera partie ; il ne sera pas seul pour supporter les conséquences de son malheur. Suivant les conjonctures, en effet, l'association pourra, ou faciliter l'arrangement amiable de son affaire, ou lui ménager la bienveillante justice des magistrats et du public. Que si notre coassocié est irréprochable, l'association lui prêtera un concours encore plus énergique et efficace. Dans les deux cas, enfin, l'association lui offrirait les fonds nécessaires pour l'indemniser, autant que possible, de ses dépenses et de ses pertes. Ainsi agirent jadis l'Association générale des médecins de la Seine et l'Académie de médecine de Paris; ainsi vient d'agir la Société des sciences médicales du département de la Moselle; ainsi ferait certainement, dans des circonstances analogues, l'Association de prévoyance et de secours mutuels du département de l'Hérault, à laquelle nous avons l'honneur d'appartenir.

Paris. — Imprimerie de *l'Illustration*, rue de Verneuil, 22.